CON GRIN SUS CONOCIMIENTOS VALEN MAS

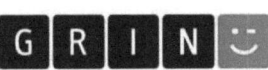

Sistematización de equipos para la alimentación de mascotas

Eder Josmar Vallejo Casiano

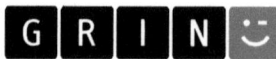

Bibliographic information published by the German National Library:

The German National Library lists this publication in the National Bibliography; detailed bibliographic data are available on the Internet at http://dnb.dnb.de.

ISBN: 9783346784162
This book is also available as an ebook.

© GRIN Publishing GmbH
Nymphenburger Straße 86
80636 München

Print and binding: Books on Demand GmbH, Norderstedt, Germany
Printed on acid-free paper from responsible sources.

The present work has been carefully prepared. Nevertheless, authors and publishers do not incur liability for the correctness of information, notes, links and advice as well as any printing errors.

GRIN web shop: https://www.grin.com/document/1309932

Sistematización de equipos para la alimentación de mascotas

ITSTB-Instituto Tecnológico Superior de Tierra Blanca

Eder Josmar Vallejo Casiano

Índice

RESUMEN

Tras el paso de los años las personas le han empezado a tomar una mayor importancia a la industria del cuidado para las mascotas y esto a aumento la demanda de los alimentos, productos de cuidado para mascotas, accesorios, etc.

Este aumento exponencial por el interés por comprar productos para mascotas empezó a tener su auge a partir del año 2000 hasta ahora en nuestra actualidad a seguido creciendo la demanda en el mercado por este tipo de productos destinados para las mascotas así también como el aumento de precios y de calidad en algunos de los productos, pero esto no significa que con el simple echo de comprar los alimentos y productos de mejor calidad, pero no es así debido a que tener una mascota abarca un gran número de responsabilidades y el aprendizaje del correcto cuidado para cada tipo de mascota que cada uno posea, esto también abarca los buenos hábitos de alimentación para las mascotas.

Tras el paso de los años los ingenieros y entusiastas en la tecnología empezaron a desarrollar herramientas automatizadas para ayudar a los dueños de mascotas con poco tiempo libre para alimentar y cuidar de sus mascotas, aunque al comienzo en el que empezaron a aparecer no eran realmente seguros para las mascotas, pero tras el paso de los años este tipo de productos son una gran opción para los dueños de mascotas con una vida muy ocupada para que estos alimentadores automáticos mediante aplicaciones las cuales les ayudan a programar los horarios de alimentación para crearle un plan de dieta saludable para evitar que llegue a desarrollar problemas de salud.

ABSTRACT

Over the years, people have begun to take greater importance in the pet care industry and this has increased the demand for food, pet care products, accessories, etc.

This exponential increase due to the interest in buying pet products began to have its peak from the year 2000 until now, the demand in the market for this type of products intended for pets has continued to grow, as well as the increase in prices. and quality in some of the products, but this does not mean that with the simple fact of buying the best quality food and products, but this is not the case because having a pet involves a large number of responsibilities and learning the correct care For each type of pet each owns, this also encompasses good eating habits for pets.

Over the years, engineers and technology enthusiasts began to develop automated tools to help pet owners with little free time to feed and care for their pets, although they weren't really safe when they first started appearing. for pets, but over the years these types of products are a great option for pet owners with a very busy life so that these automatic feeders through applications which help them schedule feeding times to create a plan healthy diet to prevent you from developing health problems.

PARTE PRINCIPAL

En los últimos años la población toma más en cuenta a sus mascotas, principalmente en que su alimentación sea balanceada, asimismo que se les proporcione la comida a ciertas horas programadas para un buen desarrollo del animal, así nos menciona el autor.

> "En la última década las personas se preocupan más por la salud y bienestar de sus mascotas y esto se ve reflejado en el crecimiento del 6% anual del sector de los alimentos para mascotas. En el Ecuador el consumo de alimento balanceado para mascotas (perros y gatos) ha crecido considerablemente en los últimos 15 años, ya que según los registros del Banco Central del Ecuador en el año 2000 se importaron $ 1,5 millones, mientras que en 2015 subió a 8,3 millones, es decir hubo un crecimiento del 445%". (Alarcón, 2016, p.13)

Antes para poder alimentar una mascota de forma automática se solía usar componentes mecánicos, hoy en día con el avance de la tecnología podemos optimizar las funciones de una manera más sencilla y precisa para la alimentación de nuestras mascotas ya que requieren una dieta balanceada. (López,2013)

En la actualidad una mascota requiere de tiempo y cuidados para su salud, lastimosamente no se cuenta con el tiempo disponible para la alimentación de la mascota, la cual debe ser a ciertas horas del día, con la porción de comida adecuada. "Para poder llevar a cabo una alimentación óptima, el poseedor de la mascota está en el deber de disponer un tiempo justo y adecuado, para que pueda brindarle todo lo que necesite a la hora de consumir su alimento". (Flores,2019, p.15)

El hecho de mantener una mascota con una dieta más saludable ha hecho que muchos dueños de mascotas cambien en alimentos balanceado esta es también una de las razones importantes para el aumento de la demanda, pero el crecimiento del mercado puede verse limitado debido a la menor disponibilidad materias primas y el alto costo de los productos.

"La industria de alimentos para mascotas es una de esas industrias, que ha tenido un buen desempeño, a pesar de la recesión económica. América del Norte es el mayor mercado de alimentos para mascotas, seguido de Europa occidental, Asia-Pacífico, América Latina, Europa del Este, Oriente Medio y África. La población de mascotas en estas regiones se está acelerando a un ritmo veloz, lo que se espera que aumente la demanda de alimentos para mascotas en los próximos años.

Se estima que el mercado mundial de pet food continúe presenciando un crecimiento en los próximos cinco años y se prevé que alcance los US $ 98 mil millones para 2009 debido al creciente número de dueños de mascotas en todo el mundo. El aumento de adquisiciones de mascotas entre los hogares respaldados por el aumento del poder adquisitivo son los principales impulsores de los alimentos para mascotas a nivel mundial." (Mercado,2020)

Es probable que tu perro o tu gato sientan cariño en ti por una razón por lo general cuidar tu mascota lleva una responsabilidad de contener en desarrollo o llevarlo a pasear y hacer sus necesidades, pero lo contrario es alimentarlo cada diario para que tu perro o gato que tengan una buena alimentación.

"Hoy en día la comodidad de comprar desde el celular y la entrega a domicilio impulsan dicha tendencia. Colombia y México participan con el mayor número de público millennial con 58% y 52%, respectivamente. Actualmente hay cerca de 9.000 ofertas de alimentos para perros y gatos en el portal en Colombia (Portafolio, 2019). Partiendo de esta premisa, se indaga sobre el mercado insatisfecho que busca tener los productos para su mascota sin salir casa, un sector que se puede abarcar es en el sur de Bogotá ya que no se tiene la misma facilidad de adquisición de estos productos y servicios pues hay pocas opciones. Adicional a ello, se presenta la necesidad que han creado los seres humanos de tener consigo una mascota y por ende ser tratado como un miembro familiar, con base en ello, se quiere lo mejor para las mismas y por ende se está dispuesto a adquirir alimento y accesorios que garantice una mejor calidad de vida, y que mejor manera de hacerlo que en el mercado online y ahorrando tiempo." (Viviana,2020, p.22)

Una gran parte de los dueños de mascotas en el mundo siempre se preocupan al momento de dejar solas en la casa sin saber qué tipo de cuidados estos terminaran recibiendo de los terceros los cuales se les encomienda cuidar a las mascotas, debido a esta problemática constante en la mente de los dueños, que se da a conocer de una manera más profunda y detallada en el siguiente escrito por el autor.

"Actualmente existen los siguientes antecedentes en cuanto al manejo de los alimentos de animales menores.
a) Los dueños de animales menores o de mascotas tienen que dar los alimentos manualmente, diariamente y en las horas adecuadas.
b) Estos animales necesitan además del alimento diario que se les suministre agua, lo cual también se hace en forma manual.
e) El suministro de agua y comida debe estar relacionada con su talla y peso.

Dia a día se desarrollan sistemas automatizados para mascotas mediante la utilización de un ingenioso cliente móvil para poder realizar de manera remota y sencilla los procesos de alimentación para las mascotas con una gran variedad de características tras la realización de diversos análisis y estudios para que de esta manera estas se logren adaptar al cualquier tipo de mascota doméstica. (Cañamas,2022)

Como resultado de la alimentación y la falta de cuidados a las mascotas, la tecnología actual se está trabajando proyectos para mascota utilizando una placa programable a base de investigación cualitativo a diseñar un dispensador para perros con problemas de salud y promover el cuidado y alimentación de las mascotas caninas.

Los avances tecnológicos son más rápidos, esto ha hecho que tengamos acceso a cualquier dispositivo por medio del internet, antes esto no se veía a menudo, pero los aparatos más sofisticados van siendo cada vez más de uso común. Esta tecnología debe usarse para dispositivos para el control de la dieta de una mascota, así no solo se pudiera dar una porción de alimento a ciertas horas, si no que desde cualquier lugar con acceso a internet.

"En la actualidad el vínculo tecnológico dentro de las organizaciones ha tomado una importancia de muy alta magnitud para garantizar el constante funcionamiento de cada una de estas, actualmente vivimos en tal modernidad de las cosas que no somos capaces de distinguir cual prescindibles podemos llegar a ser en el plano laboral. Lo que ha traído esta constante modernidad se puede ver desde distintos puntos de vista, es claro que los avances tecnológicos nos han facilitado muchísimas cosas, ahora tenemos al alcance el manipular casi cualquier material." (Guerra, 2021, p.137)

Últimamente se ha dado más importancia a las mascotas, ya que hoy en día se presta más atención a sus necesidades, en base a esto ha incrementado los alimentos que requieren, así como su atención médica y finalmente con nuevos accesorios costosos que se presentan en el mercado. Esto da entender la importancia de los compañeros domésticos que día con día están presentes.

"se han incrementado las necesidades de bienes y servicios para animales domésticos, estos bienes y servicios van desde alimentos, suplementos y atención veterinaria que satisfacen las necesidades básicas de alimentación y salud, hasta ostentosos accesorios y costosos servicios de embellecimiento y diversión para mascotas." (Corredor, 2021, p.10)

La población con mascotas no siempre tiene tiempo para la alimentación de estos animales, por la falta de tiempo o porque simplemente se les olvida la hora para darle la porción que le corresponde a su mascota de comida, esto puede provocar que su fiel amigo tenga problemas de alimentación, por no estar regulado su hora de comida, así como la porción asignada de alimento.

"El presente plan de negocios es una propuesta para la fabricación y comercialización de un dispensador automático de comida para mascotas (perros y gatos), con la finalidad de tenerlas alimentadas con una cantidad adecuada, balanceada y horario fijo, debido a que muchas veces las personas no tienen el tiempo suficiente para cuidarlos y acompañarlos durante todo el día, ya sea por motivo de trabajo o estudio." (Cajas, 2020, p. XVI)

Los dispensadores de comida son de gran utilidad para alimentar a los perros sin hogar; existe una gran variedad, tanto en presentación y en costos; en estos casos lo más viable es elegir aquellos que sean de fácil uso y de bajo costo.

"En la actualidad existen dispensadores por gravedad y automáticos. Existen diferentes tipos y marcas de dispensadores automáticos, que normalmente, tienen costos elevados por lo que no pueden ser adquiridos por la mayoría de personas. Los dispensadores mejoran continuamente gracias a los avances tecnológicos, esto facilita la función del mismo para el cumplimiento y requerimiento que necesitan para que la mascota tenga una dieta equilibrada para una vida sana." (Noles y Pillacela, 2020, p. X)

Una alimentación es la clave del desarrollo de nuestras mascotas, sin esta pueden llegar a tener problemas en su desarrollo físico, sin embargo, por las actividades diarias del ser humando no se puede estar al 100% del cuidado de su mascota, así como nos menciona el siguiente autor.

"Los dueños o en poder de quien se encuentren los perros, son los responsables de su manutención y condiciones de vida, por lo que deben alimentarlos y mantenerlos en buenas condiciones higiénicas y sanitarias [2]; sin embargo, el tiempo que disponemos para poder satisfacer sus necesidades está limitado por las actividades diarias. Dichas responsabilidades impiden estar permanentemente junto a las mascotas, complicando planificar de manera ordenada y cumplida su alimentación. Una alimentación deficiente provoca varios inconvenientes en su salud: tendencia a padecer enfermedades, patologías que afectan a su metabolismo y al desarrollo de sus huesos [3], por lo cual no es un tema menor que deba pasar desapercibido." (Ayala, 2019, p.1)

Hoy en día al tener una mascota se debe tener en claro su alimentación, es decir ser consciente de la salud de nuestro amigo y fiel acompañante, ya que él no puede pensar en lo que consistirá su dieta, se debe tener en cuenta los nutrientes necesarios y las raciones actas para el desarrollo de nuestra mascota. (Mejía, 2020)

Actualmente la automatización va en aumento con esto se busca que las actividades cotidianas se vallan automatizando para una optimización del tiempo en este caso en darle la alimentación necesaria a nuestra mascota en los horarios asignados y la porción adecuada. (Moreno, 2021)

El motivo por el que se realizan estos tipos de proyectos, es para ayudar a alimentar a nuestras mascotas y ayudar a los animales callejeros en diversas comunidades, para que de esta manera no tengan que vivir en condiciones tan miserables y ayudarlos para evitar que estos se terminen muriendo de hambre como lo mencionan los siguientes autores:

> "¿Cuál es la necesidad que quiere resolver? Las mascotas como bien sabemos hacen parte de la vida cotidiana del ser humano. Ellos demandan una serie de cuidados, atenciones y prevenciones necesarios para una convivencia satisfactoria. Sin embargo existen personas inconscientes del trato lo importante que deben ser en nuestros hogares y deciden tirarlas a las calles, y no solamente en las casas sino en las veterinarias o lugares que dicen ser de prestación de servicios para nuestras mascotas y a diario nos encontramos con animales en abandono, maltratados, o perdidos, enfermedades con desnutrición, donde falta de un sistema de salud donde brinde seguridad, protección para evitar la contaminación de estas mascotas en las calles de nuestra ciudad. La estructura organizacional de nuestra ciudad nos revela el abandono, maltrato que sufren a diario las mascotas en la ciudad y la falta de información para los dueños en todo lo relacionado a la adopción de una mascota. La falta de un sistema de salud unificado, que brinde cuidado y protección certificado a las mascotas para evitar desorden en la ciudad, enfermedades contagiosas y contaminación, y la falta de alianzas entre los centros de salud (veterinarias) para suplir esta falta de atención.". (Camacho, Rubiano y Prieto., 2018, p.13)

Es importante darlo a conocer a grupos de personas interesadas en ayudar a los animalitos en situación de calle; por medios de pláticas concientizar y reflexionar sobre la importancia de elaborar las croquetas que sean saludables y económicas en su elaboración.

> "El proyecto de **croquetas a base de avena y brócoli** permitirá solucionar y asegurar que está fauna urbana satisfaga todas sus necesidades nutricionales en un solo alimento que son las "croquetas", solventado así los problemas del Bienestar Animal y los problemas de una comunidad que tiene falta de conocimiento y de recursos para prestar la atención básica alimenticia de estos animalitos". (Aigaje y Moposita, 2021, p..2)

Las tecnologías a través de sus diferentes redes sociales permiten dar a conocer a la sociedad en general de una forma fácil y sencilla; los productos que se promocionan, comederos y bebederos para perros callejeros y ayuden a su cuidado y alimentación.

> "Se piensa que se podría hacer mercado digital, web portales, blogs, redes sociales, en especial en redes sociales como Facebook utilizando la opción de crear una Fanpage, las cuales están siendo muy utilizada para la publicación de mercados y nuevas empresas con pocos recursos". (Cotrino, 2021, p.5)

Como podemos notar hoy en día la tecnología ha ido avanzando con grandes pasos, y se está utilizando para la fabricación de un dispensador automático para mascotas y así poder monitorear a nuestra mascota desde un software, como nos menciona el siguiente autor.

> "En el documento se muestra de forma detallada el desarrollo del proyecto que consiste en: el diseño y la fabricación de un dispensador electrónico de comida para perros y gatos, que puede ser programado y monitoreado de manera local y remota. Se presenta además el procedimiento realizado de ingeniería de software para el desarrollo del firmware del sistema y la aplicación Android a través de los cuales el usuario interactúa con el dispensador". (León, 2013, p.1)

El bienestar y cuidado de una mascota que amas y que te encanta pasar tiempo con ella, pero no tienes tiempo, por esto se ha diseñado un prototipo controlado monitoreado por una aplicación móvil que ayuda a proporcionar alimentos en horarios fijos. (Aguilar,2019)

En la ampliación de la tecnología, las empresas caninas están buscando formas de conocer ofertas y demandas en la exportación de alimentos y productos de mascotas, para esto se ha buscado mejorar la cálida de vida y satisfacción del cliente.

> "El diseño del proyecto de exportación de alimento para mascotas caninas CANI de la empresa Bioalimentar de la Ciudad de Ambato al mercado Santiago de Chile, se desarrolló con el fin de mejorar la rentabilidad de la empresa y buscar incursionar en nuevos mercados. Se realizó un estudio de mercado para conocer la demanda y la oferta; en la cual la demanda aparente es muy amplia, por otro lado, si consideramos el saldo comercial en Chile para el año 2015 de 123.784 Tn. de alimento para mascotas caninas y una oferta aparente de 20Tn por parte de la empresa, se tendrá una demanda insatisfecha de 123.764 Tn., lo que favorece la comercialización del producto en este mercado. Además, se realizó el estudio técnico y la logística de exportación lo cual permitió identificar los factores influyentes para el desarrollo del proyecto. La evaluación económica y financiera determinó la rentabilidad, contando con la liquidez suficiente para cumplir con las obligaciones, donde la TIR genera una renta del 44,46% el VAN de 309.298,76. Con este proyecto se contribuirá para que la empresa, pueda diversificar productos y mercados para afrontar la competencia internacional y al mismo tiempo ganar competitividad frente a las pocas empresas exportadoras de alimento para mascotas y así mejorar su rentabilidad." (Jinés, 2017.p.13)

Las familias con mascotas hoy en día no tienen el tiempo suficiente para estar al pendiente de sus mascotas, ya que al no tomarlos en cuenta pueden llegar a sufrir enfermedades al no alimentarse a sus horas adecuadas, así como las porciones necesarias al día y lo más grave es que también pueden sufrir de depresión, así como nos menciona el autor.

> "En Colombia la tercera parte de los hogares tiene una mascota, y en varios de los casos los dueños no cuentan con el tiempo suficiente para compartir con ellos y brindarles una adecuada alimentación, generando diferentes enfermedades a las mascotas como sobrepeso, depresión entre otras, por tal motivo se evidencia la necesidad de diseñar e implementar un prototipo de dispensador de alimento automático para mascotas (perros) basado en IoT, que satisfaga las necesidades de alimentación de la misma, permitiendo accionarlo remotamente, así como poder supervisarla e interactuar por video llamada con ella. El dispositivo planteado se enfoca inicialmente en mascotas adultas de raza pequeña con peso aproximado entre 5 a 15 Kg, necesitando una porción de purina de 200 gramos, dispensada dos veces al día". (Pachón, 2016, p.8)

El vínculo que tenemos con nuestras mascotas es maravilloso. Para esto la satisfacción de nuestra mascota es su sana alimentación y para el desarrollo de estás es necesario el uso herramientas correctas.

> "En la actualidad un gran número de familias en Colombia y en todo el mundo tienen una o más mascotas, por lo que las personas tienen que destinar tiempo adicional para alimentarlas y cuidarlas. Es por esto por lo que la mayoría de los cuidadores de mascotas han tenido que dejar sus actividades cotidianas a un lado para dedicar el tiempo que necesita un dicho animal. Así que a lo largo del documento se encontrara el desarrollo de una herramienta electrónica que permita solucionar un problema específico que se ha venido presentando en los hogares colombianos y en las mascotas". (Montaña, 2021, p.7)

El motivo por el que se terminó creando este proyecto y atreverse a la creación de prototipos es para lograr ayudar a las personas que trabajan en diversos alberges para mascotas para que de esta manera les cueste menos trabajo al momento de alimentar a todas las mascotas en los alberges y de uso fácil para que todas las personas lo puedan usar y de esta manera mejorar la calidad de vida de estos animales que vivan en los alberges o que estos sean callejeros. (Guerrero,2022)

Con todos estos grandes sucesos que han ocurrido a lo largo de esta cuarentena, terminaron generando inquietudes para los dueños de mascotas para lograr alimentarlos correctamente en casos en los que se encuentren fuera de sus casas por largos periodos de tiempo o debido a nuestras diversas ocupaciones se terminen quedando desatendidas nuestras más cotas generado en ellas estrés y ansiedad a largo plazo y debido a casos como este es que el autor decidido hacer lo siguiente al buscar las "...Alternativas que faciliten el cuidado y alimentación de una mascota ha creado la necesidad de aplicar en este campo el desarrollo tecnológico actual, ya que los dueños de mascotas ven restringido el tiempo disponible para pasar junto a ellas...."(Álvarez, 2021,p. 77)

En la actualidad la mayoría de las personas tiene mascotas, pero eso no significan que todas ellas sepan cómo cuidarlo de la manera correcta ni de los hábitos alimenticios correctos para que sus mascotas, debido a esto no logran tener un buen y saludable estado de salud, por este motivo y otros ejemplos fue que terminaron creando este proyecto estos autores

"En los años recientes los animales domésticos han ido tomando gran importancia para la sociedad de tal manera que cada día son más comunes en muchas familias y hogares del país. Debido a los compromisos personales de los dueños que no siempre pueden estar presentes para brindar una adecuada dieta a su mascota. Por esta razón se han creado diferentes dispositivos que brindan una solución a este problema mediante una alimentación automática al animal. Existen varios ejemplos de productos de este tipo en el mercado, por ejemplo [1]es una máquina que permite al usuario configurar diferentes horarios y porciones a las cuales alimentará a la mascota. Por otra parte, existen dispositivos muchos más sofisticados que incluyen cámara [2] ofreciendo Mayores utilidades al usuario, pero poseen un costo muy elevado. Por otra parte, también se han desarrollado algunos trabajos en este campo como dispensador de comida para peces [3], o un sistema de monitoreo para mascotas". (Aguirre, 2021, p.120)

El propósito de este proyecto es crear dispensadores económicos a través de materiales reciclables que ayuden en la economía a los dueños de las mascotas y a su vez adquieren recipientes adecuados para alimentarlos.

"Pet happy es un proyecto que fabrica y diseña comedores para perros domésticos, para la fabricación de este se utilizaran material reciclable y materias primas lo cual es necesario para que nuestras mascotas tengan un buen alimento, debemos tener en cuenta que un animal también tiene los mismos derechos que nosotros como personas de tener un lugar digno para su alimento, ya que muchas personas no lo hacen en sitios o cosas adecuadas o higiénicas (en el piso, ollas, tasas o hasta cajas)".(Lorena, 2020,p.7)

Este prototipo se puede controlar desde una aplicación. Está pensado para cuidar las porciones de alimento que se les da a las mascotas y de esta forma evitar variaciones en la cantidad de alimento para evitar que se enfermen.

"La estructura mecánica del prototipo está concebida para dosificar especialmente alimento para perros y gatos de pequeño y mediano tamaño. Contará con un tanque o tolva que pueda almacenar la comida adecuadamente durante un período de tiempo determinado y así evitar la variación continua en los tipos de alimento que puede llegar a afectar la salud del animal". (León, 2013, p.5)

Dispensa-Dog es un dispensador inteligente que se puede programar los horarios de comida para las mascotas; además son de fácil uso y armado. Esto ayuda a proteger la salud de las mascotas.

"Dispensa-Dog es un dispensador digital de comida para perros, haciendo que la alimentación de tu mascota sea más fácil en cualquier momento y lugar. Gracias a su diseño será fácil de armar y programar, haciendo del Dispensa-Dog el mejor amigo de tu mascota, brindándote la tranquilidad de que tu mascota gozará de un peso adecuado y una mejor salud, gracias a sus funciones automatizadas". (Díaz, 2019, p.9)

Cada año la tecnología busca mejorar, por lo tanto, se realizó un procesamiento y distribución de alimentos balanceados que ayudan en la comercialización de productos para mascotas de empaques, lo que genera que el consumidor cuestione la calidad del producto.

"En los últimos meses, debido a la variabilidad de los materiales, esta línea ha venido atravesando varias complicaciones, lo que ha conllevado acciones de ajuste constante en las máquinas y especificaciones del producto, esto debido a la escasez de materias primas, diversidad de proveedores, rangos de aceptación de producto bastante amplias, que afectan directamente al producto. Debido a la variación de densidades del producto terminado de alimento para mascotas, los empaques preformados han superado el 15% de espacio de cabeza, habiendo un excedente de material de empaque entre el producto terminado envasado y el sellado horizontal de la parte superior de la funda, lo que genera que el consumidor cuestione si la cantidad de producto es la correcta." (Medranda, 2021, p..6)

La calidad de vida para nuestras mascotas esta avanzado y es normal dar conformidad y lujo a nuestros seres queridos por esto hay programaciones para cada prototipo y monitoreo de sistematización para sus necesidades del hogar y tener control con la aplicación desde el móvil.

"El presente trabajado tiene como finalidad crear un prototipo dosificador de comida y bebida para facilitar el suministro de alimento al can en horas determinadas debidamente programadas. El peso y el nivel de agua será capturado como dato después censado y lo enviará a un microcontrolador STM32 F411 en el cual tomará los datos que se efectuará la acción de apertura y cierre del sistema mecánico. El prototipo cuenta con un monitoreo local y remoto, mediante la aplicación para dispositivos Android se podrá visualizar el estado de almacenamiento de los platos de comida y agua del dosificador." (Peñafiel, 2022, p.7)

Es fácil tener una mascota, pero ayudarla a crecer y tener una buena salud se necesita tiempo y control de su alimentación por esto se ha desarrollado prototipo con el fin de ayudar en la toma de decisiones, elaboración y recursos económico facilitando el cuidado de alimento especializado para cada mascota.

"Se desarrolla e implementa un prototipo dispensador de comida para perros con medidor y control en el registro del alimento consumido, facilitando el suministro de comida en horas determinadas previamente programadas. El proceso depende de variables como el peso corporal del perro, edad, y el tipo de raza (pequeña o mediana), posteriormente estos datos fueron almacenados en una memoria micro SD, para que el microcontrolador lea estas variables al momento preciso de hacer la dispensa y, saber las horas y cantidad de comida que debe suministrar, En el desarrollo del prototipo se empleó la metodología de prototipado, donde se llevó a cabo una serie de etapas las cuales agilizaron el proceso en la toma de decisiones, elaboración y los recursos económicos. Con este dispositivo se tendrá un control alimenticio donde al poseedor de la mascota, ahorrará dinero garantizando la disponibilidad del alimento y una dieta nutricional adecuada, facilitando el suministro de comida, sí el animal está solo en casa y no hay una persona que provisione él alimento." (Flórez, 2019, p.12)

Hoy en día tener una mascota como compañero, u otro motivo, es importante cuidar su salud y por esto se ha desarrollado un proyecto de programación en la cual un dispensador de medicamentos con comida para mascota con el uso de un control balanceado que permita la inspección y de forma automática ayudar y evaluar.

"Para el área de máquinas y dispositivos se han planteado dispensadores de medicamentos, de alimentos para mascotas, desmontaje de válvulas de motores a combustión, control de anti balan-ceo de cargas suspendidas, máquina de llenado de aromatizantes, seguidor solar para alumbrado público, control de un péndulo invertido, control de oscilación en cargas penduradas y sopladora de plástico. En el objetivo general se plantea el diseño de un sistema mecatrónico que permita realizar una actividad de forma automática en áreas como la producción, fabricación, construcción, inspección, salud o equipos domésticos, El programa de Ingeniería Mecatrónica adscrito a la Facultad de Ingeniería de la Universidad Autónoma de Bucaramanga, concibe dentro de su plan de estudios un grupo de cursos que conforman el núcleo integrador, dentro del cual se desarrolla un proyecto integrador."(Rueda ,2022,p.5)

El tener una mascota, no hacer el simple hecho de brindarle un lugar en el que esta pueda vivir sin que estas se preocupen por los cambios climáticos que suceden fuera de las casas, si no que tener una mascota conllevan un sinfín de nuevas responsabilidades y el aprendizaje de nuevos conocimientos para brindarle buenos cuidadosa sus mascotas, como da a conocer el siguiente auto en el siguiente texto:

> "La propuesta es sensibilizar a un segmento de la población, específicamente a los voluntarios de la ciudad de La Paz, a través de una herramienta tecnológica, práctica y eficaz que dé a conocer a los voluntarios de asociaciones todo lo relacionado con TENENCIA RESPONSABLE DE MASCOTAS, así como sus efectos de manera amigable, para que ellos puedan transmitir estos conocimientos a toda la ciudadanía.
>
> Es importante tener aquella cultura y/o responsabilidad social para tratar bien a las mascotas y saber que el maltrato animal no es solo golpear o torturar a los animales, el no cuidar debidamente a las mascotas, es también un tipo de maltrato; entonces, si no se brinda atención debida y necesaria a estos seres vivos se perjudican tanto a la mascota como a la sociedad.
>
> El presente trabajo plantea la "Sistematización del modelo de concientización sobre tenencia responsable de mascotas", el cual propondrá las pautas necesarias para llevar a cabo un programa con el objetivo de capacitar a los voluntarios y así disminuir el maltrato animal.
>
> La concientización es una herramienta poderosa y ha demostrado que cambia las actitudes de las personas, la información y el conocimiento son elementos importantes de esta. Hoy en día contamos con herramientas tecnológicas que nos abren camino a nuevas formas de concientizar a la ciudadanía. Cuando se habla de nuevas formas de crear conciencia debemos preguntarnos si se trata de cambios e innovaciones en términos de los procesos cognitivos del individuo o de nuevos procedimientos, metodologías y modelos para promover el aprendizaje, aprovechando para ello diversos recursos y estrategias a nuestro alcance. "(León, 2016, p.14)

Para la correcta creación de un sistema de alimentación automatizado para mascotas se deben realizar diversas investigaciones y encuesta en diversos sectores y a posibles clientes potenciales por ende es necesario remarcar el: "Objetivo general es determinar la viabilidad para la elaboración y comercialización de un artefacto para la alimentación mascotas en la ciudad de Santiago de Cali. "(López, 2016, p.16)

La creación de un alimentador automatizado para las mascotas debe de tener un diseño simple para una buena maleabilidad, para que los dueños aprendan a usarlo de una manera sencilla y sin tenerse que preocupar que este espante o llegue a dañar a sus mascotas al momento de activarlo, por ese motivo se refina el diseño y la estructura para que sea lo más segura posible para las mascotas sin importar su tamaño y les ayude a comer con facilidad. (Mantilla, 2022)

Hoy en día hay demasiados animales callejeros en este caso nos enfocamos a los perros y gatos, los cuales se han creado distintos refugios paro estos animales, sin embargo, no hay suficiente personal que apoye a la alimentación de estos animales ya que al ser demasiados, pero en la actualidad se han pensado en dispositivos automatizados para el cuidado de estos animales desamparados. (Rodríguez, 2017)

Actualmente las mascotas son una parte fundamental para nuestras familias, son parte de un ambiente familiar, pero no siempre se les atiende de la forma que se merecen por falta de tiempo, por lo tanto, es necesario la implementación de sistemas automatizados de dispensadores de comida para nuestras mascotas. (Castillo, 2017)

El excesivo crecimiento de la población requiere de cierta tecnología para la satisfacción de necesidades, asimismo las mascotas son parte de ese crecimiento y se necesita satisfacer las necesidades de estos, con la ayuda de la tecnología actual. (Zapata, 2017)

CONCLUSIÓN

Tras la investigación de esto temas, logramos aprender que los seres humanos son muy capaces al momento de inventar formas ingeniosas y fáciles para solucionar diferentes problemas, en este caso múltiples herramientas para un mismo fin pero todos estos desde perspectivas o puntos de vista diferentes determinados para lograr alcanzar el mismo objetivo de ayudar a que las mascotas tengan un buen estilo de vida y sus dueños conozcan la forma correcta de cuidarlos.

Referencias bibliográficas

Aguilar, S. (2019) "Desarrollo de un prototipo para dispensar alimento y agua para mascotas con tecnología IOT monitoreado y controlado a través de un dispositivo móvil" Obtenido en la red mundial el 23 de octubre de 2022, https://bibdigital.epn.edu.ec/handle/15000/20590

Aguirre, R. (2021) "Dispensador autónomo de agua para mascotas con aplicación móvil para su administración y monitoreo". Obtenido en la red mundial el 22 de octubre del 2022, http://manglar.uninorte.edu.co/handle/10584/9632#page=1

Álvarez, S. (2021) "Alternativas que faciliten el cuidado y alimentación de una mascota" Obtenido en la red mundial el 22 de octubre del 2022, file:///C:/Users/Rodrigo%20A.G.C/Downloads/Dialnet-MonitoreoYControlRemotoDeUnDispensadorDeAlimentoPa-7741843.pdf

Ayala, D. (2019)" Desarrollo de un prototipo de dispensador automático de alimento para perros usando la plataforma raspberry pi 3b y controlado remotamente por una aplicación móvil en Android". Obtenido en la red mundial el 16 de septiembre de 2022, https://bibdigital.epn.edu.ec/handle/15000/19987

Cajas, E. (2020)" Plan de negocios para la creación de una empresa fabricadora y comercializadora de un dispensador automático de comida para mascotas en el DMQ". Obtenido en la red mundial el 16 de septiembre de 2022, http://201.159.222.95/handle/123456789/1664

Camacho, P. (2018)." Opción de grado 2-creación de empresa ", Obtenido de la red mundial el 14 de octubre de 2022, https://repositorio.cun.edu.co/handle/cun/1655

Camilo, C. (2021)" Comedor Canino" Obtenido en la Red Mundial el 22 de octubre de 2022, https://es.scribd.com/document/490959799/comedor-canimo

Cáñamas, J. (2018). Automatización y asistencia remota para cuidados de mascotas, Obtenido en la red mundial el 12 de septiembre del 2022, http://hdl.handle.net/10251/111199

Castillo, A. (2017)." Implementación de un sistema automatizado para la selección y dosificación de alimentos para perros en el hogar ", Obtenido en la red mundial el 21 de noviembre de 2022, http://dspace.espoch.edu.ec/handle/123456789/8959

Corredor, D. (2021)" Dispensador automático de alimentos para mascotas de raza pequeña". Obtenido en la red mundial el 16 de septiembre de 2022, https://ojs.unipamplona.edu.co/ojsviceinves/index.php/rcta/article/view/1271

Díaz, L. (2019)." Proyecto para la fabricación y comercialización de dispensador de comida para mascotas ", Obtenido en la red mundial el 19 de noviembre de 2022, https://repositorio.usil.edu.pe/server/api/core/bitstreams/1f56a877-c790-4b32-9ddd-b9ef83b1dfba/content

Erika, A. Gisela, M. (2021)" Proyecto: elaboración de croquetas de avena y brócoli para perros abandonados" Obtenidos en la Red Mundial el 22 de octubre de 2022, https://es.scribd.com/document/491443125/Proyecto-de-las-croquetas-docx

Flores, W. (2022)." Prototipo dispensador de comida para mascotas (canes), con medidor y control en el registro del alimento consumido ", Obtenido en la red mundial el 20 de noviembre de 2022, https://repositorio.ucundinamarca.edu.co/handle/20.500.12558/2490

Guerra, A. Martínez, M. (2021) "Los riesgos de la inteligencia artificial en las organizaciones". Obtenido en la red mundial el 13 de septiembre de 2021, http://repositorioinstitucional.unison.mx/handle/20.500.12984/6299

Guerrero, L. (2022) "Implementación de un prototipo para control automático de dotación de alimento canino dirigido a albergues de animales" Obtenido en la red mundial el 22 de octubre del 2022, http://repositorio.espe.edu.ec/bitstream/21000/26182/1/M-ESPEL-ENT-0394.pdf

Huallpa, J. (2015). "Dosificador automático diario de alimentos para animales menores", Obtenido en la red mundial el 12 de septiembre del 2022, http://repositorio.unsa.edu.pe/handle/UNSA/271

Jinés, N (2017) "Diseño del proyecto de exportación de alimento para mascotas caninas cani de la empresa Bioalimentar Cía.". Obtenido en la red mundial el 22 de octubre del 2022, http://dspace.espoch.edu.ec/handle/123456789/11787

León, A. (2022)." Sistematización del modelo de concientización sobre tenencia responsable de mascotas dirigido a voluntarios de asociaciones en la ciudad de la paz ", Obtenido en la red mundial el 20 de noviembre de 2022, https://repositorio.umsa.bo/xmlui/handle/123456789/7688

León, J. (2013) "Dispensador automático de comida para mascotas programables y controlado remotamente en las empresas industriales" Obtenido en la red mundial el 23 de octubre de 2022, https://bibliotecadigital.univalle.edu.co/bitstream/handle/10893/9148/CB-0527751.pdf?sequence=1

León, k. (2013)." Dispensador Automático de Comida para Mascotas, Programable y Controlado Remotamente ", Obtenido en la red mundial el 19 de noviembre de 2022, https://es.scribd.com/document/318396407/Dispensador-Automatico-de-Comida-Para-Mascotas-Programable-y-Controlado-Remotamente

López, A. (2016)." Estudio de viabilidad para la elaboración y comercialización de un artefacto al servicio de las mascotas en la ciudad de santiago de cali ", Obtenido en la red mundial el 20 de noviembre de 2022, https://repository.unicatolica.edu.co/bitstream/handle/20.500.12237/323/FUCLG0015605.pdf?sequence=1

López, N. (2013)" Diseño de un dispensador automático de alimento para mascotas, usando una celda de carga", Obtenido en la red mundial el 12 de septiembre de 2022, https://www.academia.edu/5424881/Canto_y_Lenguaje_en_desarrollo_Paralelo

?bulkDownload=thisPaper-topRelated-sameAuthor-citingThis-citedByThis-secondOrderCitations&from=cover_page

Lorena, S. (2020)." Proyecto Comedores Perros Domésticos ", Obtenido en la red mundial el 19 de noviembre de 2022, https://es.scribd.com/document/458446882/PROYECTO-COMEDORES-PERROS-DOMESTICOS

Mantilla, A. (2022)." Estudio de pre factibilidad para el diseño de un sistema que permita la alimentación de mascotas basado en la tecnología domótica en la ciudad de bogotá ", Obtenido en la red mundial el 20 de noviembre de 2022, https://repository.uniminuto.edu/handle/10656/6598

Medranda, M. (2021)." Reducción de espacios de cabeza de material de empaque en la producción de alimentos para mascotas de una planta de balanceados, mediante el uso de la metodología DMAIC ", Obtenido en la red mundial el 18 de noviembre de 2022, http://www.dspace.espol.edu.ec/handle/123456789/52460

Mejía, J. (2020)." Validación comercial y desarrollo de un prototipo que dosifique y permita la supervisión de comida para mascotas controlado desde una aplicación móvil ", Obtenido de la red mundial el 14 de octubre de 2022, https://repositorio.unimagdalena.edu.co/items/6ea3ca7b-f0b5-42ad-9ec8-3ead1fb8897c

Mercado, D. (2020)" Mercado de Alimentos para Mascotas 2020" Obtenido en la red mundial el 12 de septiembre de 2022, https://es.linkedin.com/pulse/mercado-mexicano-de-alimentos-para-mascotas-2020-mercado-cisneros

Montaña, D. (2021) "Sistema de monitoreo y control mediante una red de sensores para alimentar a perros y gatos por medio de un acceso remoto" Obtenido en la red mundial el 14 de octubre de 2022, http://repository.unipiloto.edu.co/handle/20.500.12277/11616

Moreno, D. (2021)." Construcción de sistema domótico de bajo coste para la alimentación de animales domésticos ", Obtenido en la red mundial el 14 de octubre de 2022, https://ddd.uab.cat/record/248478

Noles, J. Pillacela, M. (2020) "Proyecto desarrollo óptimo de un dispensador automatizado de comida para mascotas domesticas". Obtenido en la red mundial el 16 de septiembre de 2022, https://dspace.ups.edu.ec/bitstream/123456789/19384/1/UPS-CT008857.pdf

Pachón, B. (2016) "Desarrollo de prototipo de un dispensador de alimentos para mascotas en el hogar". Obtenido en la red mundial el 14 de octubre de 2022, https://repositoriocrai.ucompensar.edu.co/handle/compensar/3276

Peñafiel, G. (2022)." Dosificador de comida y bebida utilizando el controlador Stm32 para mascotas caninas ", Obtenido en la red mundial el 16 de noviembre de 2022, https://dspace.ups.edu.ec/handle/123456789/23221

Rodríguez, P. (2017)." Diseño de dispensadores de alimento para canes en la ciudad de Loja ", Obtenido en la red mundial el 21 de noviembre de 2022, https://dspace.uazuay.edu.ec/handle/datos/7163

Rueda, O. (2022)." Proyecto integrador como estrategia pedagógica del curso de automatización industrial del programa de ingeniería mecatrónica de la Universidad Autónoma de Bucaramanga: caso de estudio ", Obtenido en la red mundial el 20 de noviembre de 2022, https://acofipapers.org/index.php/eiei/article/view/2534/1941

Ruiz, F. (2019)" Prototipo dispensador de comida para mascotas (canes), con medidor y control en el registro del alimento consumido", Obtenido en la red mundial el 12 de septiembre de 2022, https://repositorio.ucundinamarca.edu.co/bitstream/handle/20.500.12558/2490/FlorezWilson2019.pdf?sequence=1&isAllowed=y

Salguero, F. (2017)" Empresa de diseño, fabricación y comercialización de alimentadores automáticos para mascotas", Obtenido en la red mundial el 12 de septiembre de 2022, https://repositorio.usfq.edu.ec/handle/23000/6775

Sánchez, J. "Diseño de un dispensador de comida para perros utilizando una placa programable, controlado y monitoreado en una plataforma en la nube". Obtenido en la red mundial el 13 de septiembre de 2022, http://repositorio.ug.edu.ec/handle/redug/23890

Viviana, M. (2020) "Propuesta del Proyecto de Empresa Comercializadora de Accesorios y Comida para Mascotas en el Sur de Bogotá" Obtenido en la red mundial el 12 de septiembre de 2022, https://repository.unimilitar.edu.co/bitstream/handle/10654/38675/PradoPalomo Monica2021.pdf?sequence=1&isAllowed=y

Zapata, J. (2017)." Diseño e implementación de un prototipo de dispensador automático de comida para animales basado en raspberry pi controlado mediante una aplicación móvil. ", Obtenido en la red mundial el 20 de noviembre de 2022, http://dspace.espoch.edu.ec/handle/123456789/8959

CON GRIN SUS CONOCIMIENTOS VALEN MAS

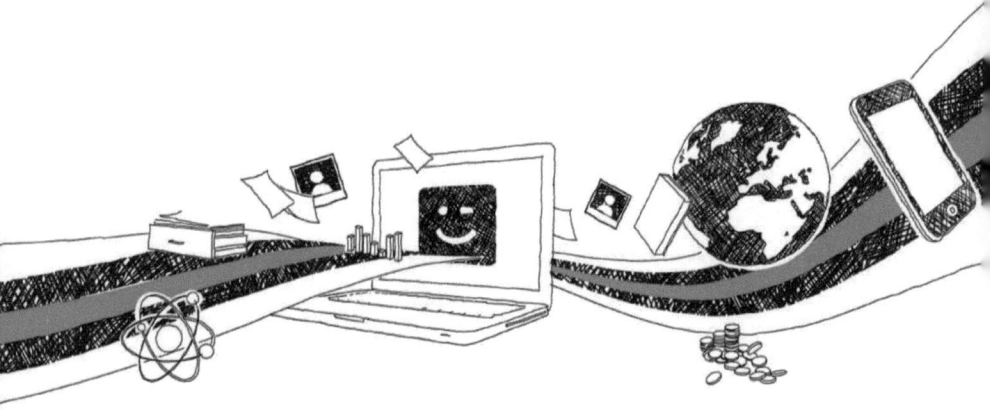

- Publicamos su trabajo académico, tesis y tesina

- Su propio eBook y libro - en todos los comercios importantes del mundo

- Cada venta le sale rentable

Ahora suba en www.GRIN.com y publique gratis

GRIN ☺